NOTICE

SUR LE

CHOLÉRA-MORBUS.

NOTICE

SUR LE

CHOLÉRA-MORBUS,

SUR

SON MODE DE PROPAGATION,

SES CAUSES, SES SYMPTOMES, SON TRAITEMENT;

SUR LES

MOYENS HYGIÉNIQUES

QU'IL CONVIENT DE PRENDRE POUR S'EN PRÉSERVER;

ET

SUR L'EMPLOI

DES CHLORURES DÉSINFECTANS;

D'APRÈS LES OBSERVATIONS FAITES DEPUIS L'INVASION DE L'ÉPIDÉMIE.

15 Avril. — 1832.

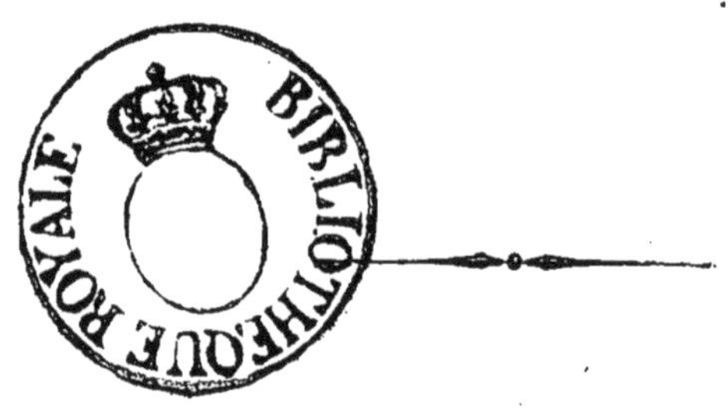

Paris.

J.-S. CHAUDÉ, LIBRAIRE-ÉDITEUR,

RUE DU FOIN SAINT-JACQUES, N° 8;

A MONTPELLIER, CHEZ SÉVALLE.

DU CHOLÉRA.

Depuis plus d'un an il était facile de prévoir que la France n'échapperait pas plus que les contrées du Nord de l'Europe, au terrible fléau que n'avaient arrêté dans sa marche ni les lazarets ni les cordons sanitaires. Né en 1817 dans les marais fangeux du Gange, sous le ciel brûlant du Bengale, il s'était propagé dans toutes les directions, jusqu'aux îles Maurice et de Timor, près de la Nouvelle-Hollande, jusqu'à la capitale de la Chine, jusqu'aux frontières de la Sibérie, jusqu'au milieu des glaces d'Archangel. Il avait pris au sein de la malheureuse Pologne un surcroît d'intensité ; il avait gagné successivement Moscou, Saint-Pétersbourg, Dantzick Hambourg, d'où remontant vers le sud, il avait envahi la capitale de la Prusse et de l'Autriche. Smyrne et l'Égypte avaient éprouvé ses ravages ; l'Angleterre n'avait pu s'en préserver ; et le 28 mars des faits nombreux et authentiques ont attesté sa présence à Paris. En vain, de coupables agitateurs, abusant de la crédulité de cette classe indigente que décimait la maladie, ont voulu en nier l'existence ; et, supposant de prétendus empoisonnemens, ont appelé les fureurs populaires sur la tête de ceux mêmes qui prodiguaient leurs services aux malades. Le dévouement, la patience à toute épreuve des médecins et des élèves de l'Ecole de Paris, le zèle infatigable d'une foule d'habitans également empressés à porter des soins et des consolations partout où ils étaient nécessaires, ont fait prompte justice de ces infâmes calomnies. Les malheureux ont pu se convaincre que, s'il est des circonstances où les classes plus favorisées de la fortune ont à déployer quelques rigueurs pour la répression des désordres, elles sont aussi toujours prêtes à tendre aux indigens une main secourable et bienfaisante.

Espérons que les médecins, qui donnent tout à la fois un si bel exemple d'amour de l'humanité et de zèle pour la science, verront leurs généreux efforts couronnés de succès; qu'ils parviendront enfin à découvrir les causes, le mode de propagation de la maladie, et le traitement qui présente le plus de chances de succès. En attendant le résultat de leurs recherches et de leurs veilles, peut-être n'est-il pas inutile de répandre dans le public quelques notions sur des questions d'un si haut intérêt, en prenant pour guides, et les médecins qui observent aujourd'hui l'épidémie de Paris, et ceux de nos compatriotes qui ont eu le noble courage d'aller affronter tous les dangers sur les champs de bataille de la Pologne et dans les hôpitaux de Varsovie. Heureux si nous contribuons à borner les progrès du mal, en indiquant les règles de l'hygiène publique ou privée, dont l'observance peut avoir sur son cours une si puissante influence!

§ I. Le Choléra est-il *contagieux* ou simplement *épidémique* ?

On entend par *maladie épidémique*, toute maladie qui sévit sur un grand nombre d'individus, soit par un surcroît momentané d'activité dans les causes nuisibles ou morbifiques que la contrée qu'ils habitent peut receler, soit par l'effet de causes étrangères à cette contrée.

On appelle *maladie contagieuse*, toute maladie qui se communique d'un individu malade à un individu sain, soit par le contact immédiat de la personne malade, soit par le contact de vêtemens, d'effets, ou seulement de marchandises provenant de cette personne.

Le choléra se propageant rapidement au milieu de nombreuses populations, et frappant tout à coup des individus qui, un moment auparavant, semblaient jouir d'une santé parfaite, l'idée d'*épidémie* et celle de *contagion* se sont naturellement présentées à l'esprit; et les hommes étrangers aux connaissances médicales, regardant ces deux mots comme synonymes, ont pensé que le choléra n'affectait primitivement qu'un très petit nombre d'individus; que c'était par les relations, par le contact avec les individus infectés que la maladie se propageait; qu'on s'en préservait, en cessant ces relations, en évitant ce contact; qu'au contraire on ne pouvait manquer d'en être atteint, si l'on restait en communication avec eux. Il importe de réfuter cette erreur, et d'expliquer en peu de mots le mode de développement d'une maladie épidémique, du *choléra épidémique*, par exemple (car on ne peut refuser ce caractère à la maladie qui règne en ce moment).

Tout porte à croire que le principe du choléra est dans un état particulier de l'atmosphère. Lorsque l'atmosphère d'une ville ou d'une contrée vient à présenter ces conditions pathogéniques, il est évident que tous les habitans sont soumis à la même influence; et cependant il n'y a d'abord que dix, quinze, vingt malades, parce qu'il se trouve dix, quinze, vingt individus plus impressionnables, plus prédisposés que les autres à contracter la maladie. Bientôt, la constitution atmosphérique persistant, vingt, trente, quarante individus, dont la santé avait d'abord résisté, sont atteints à leur tour, et ainsi de suite, jusqu'à ce que l'état atmosphérique vienne à changer. Ce n'est donc pas parce qu'un individu aura visité, touché, soigné un cholérique, qu'il sera lui-même pris du choléra. Si la maladie ne l'a pas frappé en même temps que le premier, c'est qu'il était alors plus robuste, qu'il jouissait d'une meilleure santé, qu'il observait peut-être un meilleur régime. S'il est frappé à son tour, c'est que sa santé a été altérée par une cause quelconque, qu'il a fait quelque excès, qu'il s'est livré à un travail ou à un exercice trop pénible; en un mot, c'est que sa constitution a donné plus de prise à l'influence atmosphérique. Que le choléra éclate dans une autre ville, qu'il parcourre les contrées voisines, dira-t-on que ce sont des individus venant de la ville primitivement infectée qui auront porté partout le germe du mal? Ne sera-t-il pas plus raisonnable de penser que la même cause atmosphérique a dû produire les mêmes effets en divers lieux (1).

On conçoit donc facilement que le choléra puisse être épidémique sans être contagieux : mais on conçoit également qu'il peut être à la fois épidémique et contagieux; que, simplement épidémique dans certaines localités, il se pourrait qu'il fût contagieux dans d'autres: car la contagion n'est pas un phénomène simple, invariable, constant dans ses effets; et il n'est peut-être pas de maladies, sur-tout de celles des membranes muqueuses, qui ne deviennent susceptibles de se transmettre d'individu à individu dans certaines circonstances (2). Il faut en convenir, d'ailleurs, dans les divers écrits publiés sur le choléra, dans ceux même qui portent le cachet d'une judicieuse observation, d'une scrupuleuse exactitude, beaucoup de faits semblent prouver sans réplique, que le choléra a été transporté par des caravanes, ou par des communications maritimes, des contrées marécageuses où il avait pris naissance, jusque dans des régions sèches, salubres, où il n'avait jamais régné. Il paraît avéré, que les mouvemens de troupes ont souvent contribué à sa migration (3); que c'est en accompagnant les ar-

(1) Félix Rollet, du Choléra.

(2) Boisseau, Traité du Choléra-Morbus, considéré sous le rapport médical et administratif.

(3) Moreau de Jonnès, Rapport au Conseil supérieur de santé sur le Choléra-morbus pestilentiel.

mées britanniques, qu'il s'est propagé du Gange à l'Indus, du cap Comorin jusqu'au pied des monts Himalaya.

Si des considérations générales nous descendions aux faits particuliers, nous en pourrions citer un grand nombre qui semblent prouver la contagion d'une manière péremptoire. Nous pourrons aussi invoquer à l'appui de cette opinion, celle d'un grand nombre de médecins indiens et de médecins anglais exerçant dans l'Inde; celle de M. Reimann, directeur de la police sanitaire à Saint-Pétersbourg; celle de Williams Mac-Michaël, membre du Collége des médecins de Londres, celle du gouvernement russe, du généralissime polonais, de la Commission sanitaire de Londres, présidée par sir Henry Hlfod etc.

Mais, d'un autre côté, des faits et des témoignages non moins dignes de foi en pareille matière, déposent en faveur du système contraire. « Des recherches minutieuses, dit le docteur Jachnichen, membre du Conseil de médecine de Moscou, ont établi, de la manière la plus irrécusable, que la maladie n'a point été importée dans la capitale, qu'elle s'y est développée spontanément..... Les médecins qui, après avoir lu le Rapport de M. Moreau de Jonnès, croyaient fermement à la contagion, se sont presque tous rangés à l'opinion contraire, après avoir observé la maladie par eux-mêmes; et, dans notre Conseil de médecine, les contagionistes ne sont plus que trois contre vingt-un. »

Telle est aussi l'opinion de M. Zoubkoff, chef adjoint d'un quartier de Moscou : « Lorsqu'une fois l'on a eu l'expérience de la maladie, personne, à ma connaissance, n'a fui les malades ; et même dans la classe du peuple, dans les quartiers où le choléra a exercé ses plus grands ravages, l'opinion de la non contagion était presque générale. »

M. Londe, notre compatriote, atteste également qu'à Varsovie, dans les derniers rangs du peuple comme dans les hautes classes de la société, presque personne ne croyait à la contagion ; et que, sur un grand nombre de médecins distingués dont il avait recueilli l'opinion, deux seulement étaient encore contagionistes.

« Non, dit M. Brière de Boismont (lettre écrite de Varsovie, le 20 juin 1831), le choléra n'est pas *contagieux*, si l'on n'entend par *maladie contagieuse* que celle que le contact d'un individu malade communique à un individu sain. J'ai touché des centaines de cholériques ; j'ai respiré leur haleine ; mon collègue Foy s'est inoculé le sang d'un malade ; il a goûté les matières vomies : nous n'avons pas eu la moindre atteinte du choléra.

« Mais, ajoute M. Brière, bien que le choléra ne soit point *contagieux*, il peut être transmis par *infection* : »

Cherchons donc à établir la différence qui existe entre la *contagion* et l'*infection*.

Une maladie épidémique *contagieuse*, une fois produite par des causes locales quelconques, n'a plus besoin, pour se propager, de l'intervention des causes qui lui ont donné naissance : elle se reproduit en quelque sorte par elle-même; elle se transmet d'individu à individu, indépendamment (jusqu'à un certain point) des conditions atmosphériques.

Une maladie transmissible par *infection* suppose, pendant son cours, comme lors de son début, l'altération de l'atmosphère. Tous les lieux d'où se dégagent les principes morbifiques dont l'air est chargé, sont autant de foyers qui n'ont d'action que sur les individus placés dans leur sphère d'activité; mais ces individus, une fois atteints de la maladie, peuvent devenir eux-mêmes autant de foyers d'infection et verser dans l'atmosphère des miasmes susceptibles de transmettre la maladie à d'autres individus. Ainsi l'*infection* est bien, jusqu'à un certain point, un mode de contagion, puisque le mal est communiqué par un individu qui en est atteint à un individu sain; mais ce n'est pas par contact d'individu à individu, c'est en altérant l'air ambiant, que le premier réagit sur le second. Tel est, dans certains cas, selon M. Brière de Boismont, selon le docteur Jachnichen, et selon quelques autres praticiéns français et étrangers, le mode de transmission du choléra. M. Boismont va même jusqu'à dire, que non-seulement les individus atteints de la maladie peuvent devenir des foyers d'infection; mais même que les cholériques peuvent à tel point saturer de miasmes les individus forts qui vivent avec eux, et qui n'ont point de prédisposition au choléra, que ces individus, quoique bien portans et sans cesser de l'être, peuvent à leur tour, par les effluves qu'ils dégagent, devenir des foyers d'infection pour ceux qui les approchent.

Ainsi donc, trois opinions différentes sur la propagation du choléra : les uns l'ont regardé comme contagieux ; d'autres affirment que la contagion du choléra n'est qu'une chimère ; d'autres, enfin, tout en niant la contagion, admettent cependant que le choléra peut, dans certaines circonstances, se transmettre par *infection*. Dans cette dernière hypothèse, la propagation de la maladie est subordonnée à une influence particulière, inconnue dans sa nature, dont l'atmosphère est sans doute le véhicule : elle suppose de plus, de la part des individus exposés à cette influence, une prédisposition, une sorte d'affinité.

Trop de faits bien avérés déposent en faveur de la non contagion, et trop de faits viennent à l'appui du système des contagionistes, pour que l'on tranche la question d'une manière absolue. Mais si quelquefois, soit en raison des localités, soit par l'adjonction de nouvelles causes morbifiques, la maladie acquiert un surcroît de gravité et devient transmissible d'individu à individu, toujours est il bien constant que ces cas sont infiniment rares et tout-à-fait exceptionnels ; que le choléra n'est point de nature contagieuse ; que l'on peut sans danger habiter près des cholériques, leur prodiguer tous les soins nécessaires, les toucher, manier leurs vêtemens ; leur linge, en prenant seulement les précautions de propreté toujours nécessaires auprès des malades, et en observant les règles hygiéniques dont il sera question ci-après (voy. p. 28).

S'il restait encore parmi nous, avant l'invasion de la maladie, quelque doute sur sa non contagion, il n'y en a plus aujourd'hui que l'on a pu voir les médecins, les pharmaciens, les élèves en médecine, les membres des commissions sanitaires, les sœurs de Charité, et une multitude d'infirmiers, rivaliser de zèle dans les hôpitaux, dans les ambulances et chez tous les malades soignés à domicile, sans être atteints du moindre symptôme cholérique. Sans doute tôt ou tard quelques uns succomberont au choléra; mais faudra-t-il s'en étonner? sont-il exempts des influences atmosphériques? Et si, sur une population de cinq à six cents habitans, il en périt dix ou douze de la maladie régnante, pourquoi n'y aurait-il pas de même sur cinq ou six cents médecins, dix ou douze victimes? N'ont-il pas, de plus que les autres habitans, les fatigues d'un service non interrompu? ne sont-ils pas exposés nuit et jour aux mêmes causes d'insalubrité que les malades eux-mêmes, lorsqu'ils vont les soigner jusque dans les plus obscurs réduits? Qu'on ne s'effraye donc pas, s'il arrivait que l'on comptât parmi eux des victimes : que les citoyens en état de contribuer au soulagement des malades s'empressent de leur prêter assistance, et bientôt sans doute nous verrons le terme de tant de calamités!

§ II. Des Causes et de la Nature du Choléra.

De tout temps, les praticiens ont observé des choléras isolés et pour ainsi dire individuels, qui deviennent ordinairement plus nombreux vers la fin de l'été. Souvent aussi le choléra est endémique sous l'influence de certains climats, dans certaines localités ; ou bien il survient symptomatiquement dans quelques maladies aiguës très graves. Mais dans ces divers cas, il tient à des causes appréciables, et ne se propage pas au-delà des lieux et des circonstances qui l'ont vu naître. Pour la première fois il parcourt, en grande épidémie, une aussi vaste étendue du globe, sans que l'on puisse exactement se rendre compte ni de l'état atmosphérique ni des particularités locales qui favorisent sa naissance et sa propagation (1). De grandes variations de température et une excessive humidité jointes à une excessive chaleur l'ont produit, dit-on, dans les marais du Bengale; mais on l'a vu également à Mascate et à Bahrein, dans la presqu'île Arabique, à Schiras, à Ispahan et dans vingt autres contrées sèches et salubres. Ni les vents, ni les saisons ne paraissent avoir la moindre influence sur sa marche. Il a persisté au milieu des orages comme au milieu du calme, par un temps sec comme par un déluge de pluies périodiques, dans les neiges de la Russie comme sous la zône torride. Il ne s'est pas borné aux couches les plus basses de

(1) Double. Rapport.

l'atmosphère : il a pénétré dans le Népaul, à cinq mille pieds au-dessus de l'Océan indien, à Erzeroum, qui, selon Brown, est à sept mille pieds au-dessus du niveau de la mer; il a paru jusque sur les versans du Caucase et les hauteurs de l'Ararath.

Le docteur allemand Schnurrer a imaginé de l'attribuer à l'influence magnétique de la terre, qu'il a décorée du nom de *force tellurique*, force qui se manifeste dans le règne inorganique par son action sur le fer, et qui peut très bien, selon lui, agir également sur l'économie animale, puisque le fer entre suivant quelques chimistes dans la composition du sang.

Quelques auteurs ont recherché, *sans doute avec plus de fondement*, la cause primitive du choléra dans un changement de rapport entre l'électricité atmosphérique et l'électricité animale.

D'autres, désespérant d'arriver à la connaissance de ses causes, ont voulu constater du moins son caractère pathologique. Selon le docteur Hermann, le sang contient, dans l'état de santé, un acide particulier; et c'est à une sorte de déviation de cet acide, qui se retrouve en abondance dans les matières des vomissemens et des selles, qu'il attribue le choléra. Le docteur Ainslie l'attribue également à un acide contenu dans les matières des sécrétions. Contrairement à l'opinion de ces deux praticiens, Annesley soutient qu'il n'existe point d'acide libre dans les matières rejetées par les cholériques.

Le docteur prussien Albert regarde le choléra comme une affection paralytique du cœur. M. Pinel fils, qui a observé le choléra à Varsovie, l'attribue à une affection du système nerveux abdominal, à une *trisplanchnie*, et cette opinion est partagée par quelques autres médecins. Le docteur Foy en place le siége dans le système nerveux spinal (1).

L'Académie royale de médecine, après avoir recueilli tous les documens sur lesquels elle pouvait baser son jugement, prenant en considération les symptômes et l'ordre dans lequel les phénomènes morbides se déroulent et s'enchaînent, et procédant par voie d'exclusion, a démontré que le choléra n'est réellement ni une maladie inflammatoire, ni une phlegmasie particulière d'un organe déterminé, ni un typhus, ni une simple affection catarrhale. Elle a regardé le choléra comme une maladie spéciale, compliquée, complexe, comme une altération profonde de l'innervation, unie à un mode particulier d'affection catarrhale de la membrane muqueuse gastro-intestinale (2).

Quelque imposante que soit une semblable autorité, les conclusions de l'Académie n'ont pas, à beaucoup près, réuni tous les suffrages, et l'opinion du docteur anglais Christie, qui considère le choléra-morbus comme un catarrhe gastro-intestinal ne différant des

(1) Le docteur Hahnemann a supposé que le choléra était produit par des milliers d'animalcules imperceptibles répandus dans l'atmosphère, s'attachant à la peau, aux cheveux, à toutes les parties du corps, et pénétrant avec l'air et les alimens dans les voies respiratoires et digestives. Nous passerions sous silence cette bizarre fiction, si quelques journaux n'en avaient entretenu leurs lecteurs.

(2) Double. Rapport.

catarrhes ordinaires que par une plus grande intensité, est encore celle d'un grand nombre de praticiens.

Ainsi donc, le caractère pathologique du choléra épidémique est tout aussi problématique que sa cause première. Mais faut-il s'étonner qu'il y ait, dans l'essence comme dans l'origine de cette maladie, des conditions qui échappent à nos moyens d'observations? N'en a-t-il pas été de même dans toutes les épidémies qui l'ont précédé? Nous est-il donné de connaître tous les phénomènes physiques qui s'accomplissent sans cesse autour de nous, tous les effets de ces commotions souterraines, de ces perturbations atmosphériques si communes depuis quelques années? Pouvons-nous pénétrer ces mystères de la nature, immense laboratoire où la rencontre fortuite d'élémens dispersés donne lieu, à chaque instant, à des analyses et à des combinaisons nouvelles, et modifie, par une suite non interrompue d'actions et de réactions, l'air destiné à l'entretien de la vie et de la santé. Partout, ou du moins presque partout où a régné le choléra, son invasion a été précédée de quelques-uns de ces phénomènes qui décèlent une cause cachée, mais puissante, étendue, agissant avec plus ou moins d'intensité, et produisant des effets divers suivant les diverses localités. En Asie et à Moscou (1), d'innombrables essaims de petites mouches vertes, désignées dans ces contrées sous le nom de *mouches de la peste*, ont été les pré-

(1) Lettre du docteur Jachnichen.

curseurs du choléra. A Moscou et à Taganrock, comme à Calcutta, on a observé sur différentes espèces animales, et particulièrement sur les oiseaux de basse-cour, une maladie qui présentait quelques caractères cholériques. En Prusse, les poissons des étangs de Marienwerder ont péri sans cause connue (1). Presque partout des maladies catarrhales affectant ou la gorge, ou les yeux, ou les voies respiratoires, ou les organes gastriques, ont précédé le choléra ou régné avec lui (2). Suivant une lettre de Wilna, en date du 24 mars 1831, un catarrhe bronchique très intense sévissait, à cette époque, dans toute la contrée. On écrivait de Berlin, le 13 mai, que plus de trente mille habitans de cette ville éprouvaient une affection gastrique qu'on désignait sous le nom d'*influenza* : trois mois plus tard, Berlin était en proie au choléra.

En France aussi, il y a eu manifestement une période d'*incubation*. Dès les premiers mois de 1831, les fermiers de la Beauce et ceux de quelques autres provinces, ont observé, sur les animaux de leurs basses-cours, des accidens analogues à ceux que nous avons signalés plus haut. A la même époque a commencé à régner cette affection catarrhale, qui, à Paris comme à Berlin, a sévi sur plus d'un quart de la population (3), et qui, se produisant sous deux formes différentes, eut d'abord son siége sur la muqueuse pulmonaire,

---

(1) Journal des Débats, octobre 1831.

(2) Fodéré, Choléra.

(3) Journal des Débats, 6 avril 1831.

sous le nom de *grippe*, puis sur la muqueuse intestinale, sous le nom de *cholérine*, nom qui lui fut donné parce que ses symptômes avaient déjà quelque analogie avec ceux du choléra, et qu'elle semblait être le prélude du choléra lui-même. Tout annonçait, dès-lors, que nous ne pourrions pas échapper au fléau, et que les conditions atmosphériques favorables à son développement ne manqueraient pas plus en France qu'à Moscou, à Berlin, à Vienne. Ces tristes prévisions sont réalisées aujourd'hui. Il ne s'agit plus de se prémunir contre la maladie, de rechercher quelle peut être sa cause première, ni quel est son caractère pathologique : il s'agit d'écarter tout ce qui peut entretenir ou accroître son intensité. « Le point de départ du choléra, dit M. Brière de Boismont, paraît être primitivement le mauvais air produit par la décomposition des matières animales ou végétales rendue plus prompte et plus active par la chaleur, l'humidité, le voisinage des eaux. Ce mauvais air, se répandant dans les lieux habités, agit comme un poison subtil sur tous les individus énervés par des excès, par des exercices trop violens, par des écarts de régime, sur tous ceux dont la constitution est altérée par les privations, la misère, les tourmens de l'esprit ou du corps, sur tous ceux, en un mot, qui sont sous l'influence de quelque cause débilitante. »

§ III. Symptômes du Choléra.

Nous avons dit que le choléra épidémique tient, selon toute apparence, à une altération, à une modification atmosphérique : aussi presque tous les individus qui habitent un pays où règne le choléra, sains ou malades, forts ou faibles, éprouvent plus ou moins les effets de cette influence épidémique. Suivant l'état antérieur de la santé, suivant les prédispositions, il n'y a chez l'un qu'un léger trouble, qu'un malaise; chez un autre, il y a anxiété précordiale, borborygmes, diarrhée, et cependant quelques soins suffisent pour amener un prompt rétablissement; chez d'autres, tous les phénomènes cholériques se développent avec une inconcevable rapidité. On éprouve presque généralement des lassitudes spontanées, des pesanteurs de tête, des vertiges, de l'inappétence, et jusque là rien d'inquiétant. Mais survient-il du bourdonnement dans les oreilles, des selles plus fréquentes que de coutume, une sensation pénible à l'épigastre (au creux de l'estomac), des frissons, du refroidissement, le choléra est imminent; et c'est précisément dans cet instant, quelquefois bien court, que les secours de l'art ont encore quelque efficacité.

Le choléra vient-il à se réaliser, les traits s'affaissent, la voix s'affaiblit et s'altère, la poitrine est oppressée, le froid augmente, la douleur épigastrique se propage à tout l'abdomen; bientôt surviennent des évacuations fréquentes et copieuses par haut et par bas, avec un sentiment de prostration, d'épuisement, de vacuité générale, des contractions spasmodiques irrégulières, des crampes douloureuses dans les membres : c'est le choléra au premier degré.

Les évacuations ne se composent d'abord que des substances que l'estomac et les intestins contenaient au moment de l'invasion, puis elles prennent un caractère particulier, pathognomonique : elles sont aqueuses, blanchâtres, semblables à une décoction de riz, mêlées de flocons albumineux, quelquefois jaunâtres, très rarement troubles et bourbeuses. Les matières des déjections, semblables à celles des vomissemens, sont chassées avec force des intestins comme par le jet d'une seringue, et ordinairement sans douleur.

Bientôt la maladie arrive à son deuxième degré. La peau est froide, livide et bleuâtre ; si on la pince, les plis qu'on a formés ne s'effacent pas ; elle est couverte, sur-tout sur les membres, d'une moiteur abondante et glacée, comme s'ils avaient été macérés dans l'eau ; les ongles sont bleus, les doigts sont contractés, les traits décomposés, les yeux profondément enfoncés dans les orbites, ternes, éteints, couverts d'une sorte de pellicule, et entourés d'un cercle violacé ou noirâtre, quelquefois ils sont injectés ; souvent aussi le globe de l'œil est relevé de manière qu'on n'en voit que le blanc.

Les urines sont complétement supprimées ; la langue est ordinairement chargée d'un enduit banchâtre, et souvent sillonnée sur ses bords ; souvent elle est froide et bleuâtre, ainsi que le nez et les lèvres; la respiration est lente, entrecoupée, laborieuse; l'air expiré n'a plus de chaleur; la voix devient sépulcrale; le pouls est petit, et finit par être imperceptible, même aux carotides.

A l'approche de la mort, les évacuations ont cessé, les artères des membres sont complétement vides de sang, et l'on entend à peine, à l'aide du stéthoscope, un léger frémissement dans la région du cœur. Si l'on ouvre une veine, à peine sort-il, goutte à goutte, un sang épais, huileux et noir, qui bientôt cesse entièrement de couler.

Le malade conserve jusqu'au dernier moment ses facultés intellectuelles; et toutes les fonctions vitales s'éteignent quelquefois sans agonie, d'autres fois au milieu d'angoisses inexprimables.

Tels sont les phénomènes les plus ordinaires du choléra-morbus. Mais il ne se présente pas toujours avec tout cet appareil de symptômes; et l'ordre dans lequel ceux-ci se manifestent n'est pas non plus invariable. Souvent il apparaît tout-à-coup, sans aucun signe précurseur, et l'on passe presque subitement de l'état de santé à cette période de la maladie où les selles et les vomissemens se succèdent avec rapidité, puis s'arrêtent tout-à-coup, parce que déjà toutes les fonctions vitales vont cesser.

Les symptômes constans, les vrais symptômes caractéristiques du choléra sont les évacuations semblables à une crême de riz très liquide ou à une eau albumineuse, la suppression de l'urine, le cercle violacé et brunâtre des orbites, un désordre tout particulier dans le regard, la lividité bleuâtre de la peau, le ralentissement ou même la cessation complète du pouls, l'affaissement et l'aspect cadavéreux de la face.

La durée de la maladie n'est quelquefois que de quelques heures, mais plus ordinairement de un à trois jours.

Les premiers signes favorables que l'on observe chez les individus que l'on parvient à rappeler à la vie, sont le retour du pouls dans les artères des membres, le rétablissement de la chaleur, et sur-tout celui de la sécrétion urinaire, et la présence de la bile dans les matières évacuées.

Au contraire, la mort est imminente si les spasmes et la stupeur augmentent au moment où cessent les selles et les vomissemens.

§ IV. Quelques aperçus sur les Moyens thérapeutiques à opposer au Choléra (1).

Ce n'est point ici le lieu d'exposer les diverses méthodes de traitement qui ont été employées contre le choléra. A Paris comme dans l'Inde, comme en Pologne, en Russie, en Prusse, en Angleterre, chaque praticien a tenté des moyens différens. Le calomel,

(1) Nous n'avons pas la prétention de prescrire ici un *traitement* : persuadé, au contraire, du peu d'efficacité des méthodes si nombreuses et si variées que nous avons vu suivre jusqu'à ce jour, nous pensons que la thérapeutique du choléra doit consister principalement dans l'emploi des moyens externes.

l'opium, le nitrate de bismuth, l'ammoniaque, l'acétate de plomb, et généralement les agens thérapeutiques les plus puissans, souvent même les plus opposés, ont été préconisés tour-à-tour. Il en est peu qui n'aient eu parfois quelque apparence de succès ; il n'en est pas dont l'expérience n'ait bientôt démontré l'inefficacité. C'est qu'en effet on chercherait en vain un spécifique contre le choléra ; c'est que, dans cette maladie, plus peut-être que dans toute autre, le principe morbifique a une action si subite, la cessation des fonctions vitales est si prompte et si complète, que, pour peu que l'on tarde à requérir l'assistance du médecin, les médicamens ne rencontrent plus que des organes inertes et déjà privés de la vie. Ce qu'il importe donc, c'est de prévenir le mal ou de l'arrêter dès son début.

Suivant le docteur Peitsch, médecin à Batavia, les malades guérissaient infailliblement si on leur administrait, au moment où ils éprouvaient la première atteinte du choléra, un mélange de deux parties d'alcoolat de menthe et d'une de laudanum, pris par cuillerée à bouche et répété jusqu'à ce que le malade ne vomisse plus. Telle était la confiance que les habitans avaient en ce médicament, qu'ils lui donnaient le nom d'*eau contre le choléra*, qu'on trouvait cette eau toute préparée chez les pharmaciens, et que l'on avait soin même, dans beaucoup de maisons, d'en avoir toujours en réserve pour en faire usage dès les premiers symptômes.

En Russie comme dans l'Inde, l'alcoolat de menthe associé à l'opium était aussi le médiçament le plus communément employé au début de la maladie.

M. Déville, médecin français qui a observé au Bengale l'épidémie de choléra de 1818, regarde l'éther sulfurique comme présentant les mêmes avantages que le médecin de Batavia attribue à l'alcoolat de menthe. « Trente ou quarante gouttes d'éther données *dès l'invasion* dans un demi-verre d'eau sucrée ont souvent suffi pour arrêter tous les accidens ».

C'est aussi *dès le début* que les médecins d'Orembourg donnaient avec succès un mélange de gouttes d'Hoffmann et d'essence de menthe; et ce moyen était devenu tellement populaire, qu'on en prenait même à titre de préservatif.

A Paris aussi on a employé avec quelque succès, soit les narcotiques, soit les antispasmodiques diffusibles; mais ces médicamens (les narcotiques sur-tout) n'ont réussi que dans le prodrome de la maladie. Plus tard, le laudanum (ou l'opium sous quelque forme que ce soit) détermine des symptômes de congestion vers le cerveau, ou du moins favorise la tendance aux congestions cérébrales, qui se déclarent fréquemment dans la période de réaction du choléra.

C'est également dans la première période de la maladie, qu'il est généralement bon ou de pratiquer une saignée, ou de faire une application de sangsues à l'épigastre, afin de dégager les organes internes et de rétablir l'équilibre dans toute l'économie. On ne doit pas hésiter à y recourir, s'il y a de l'agitation et si le teint est animé; on s'en abstient, au contraire, si le teint est déjà livide et plombé.

On obtient en même temps de bons effets d'une potion composée avec

Eau de laitue.	4 onces.
Sirop de fleurs d'oranger. . . .	1 once.
Ether sulfurique.	10 gouttes.
Laudanum.	demi-gros.

On prend cette potion en six ou huit cuillerées, de quart d'heure en quart d'heure, si le malaise persiste au même degré ; mais il faut en cesser l'usage, si les accidens cessent après les premières cuillerées, ou s'ils prennent, au contraire, plus d'intensité.

Tant qu'il n'y a que de la douleur à l'épigastre, si le malade éprouve de la soif, on donne pour boisson une légère infusion de tilleul, de camomille ou de menthe, selon que l'on juge nécessaire de déterminer une excitation plus ou moins vive. On prescrit des lavemens avec l'eau de guimauve, l'eau de graine de lin, ou l'amidon, et une tête de pavot.

S'il y a des vomissemens sans aucun signe d'inflammation gastro-intestinale ; si la langue n'est ni rouge sur les bords, ni sèche ; si la région épigastrique n'est pas douloureuse à la pression, on donne vingt à trente gouttes de laudanum de Sydenham, dans une potion mucilagineuse.

Si, au contraire, il y a des évacuations alvines abondantes, on donne pour boisson l'eau de riz gommée, édulcorée avec le sirop de coing ; et, à deux heures d'intervalle, deux demi-lavemens avec l'amidon et huit à dix gouttes de laudanum.

Si des évacuations alvines copieuses et précipitées sont accompagnées de crampes, de petitesse du pouls, de refroidissement, il faut placer de suite le malade nu entre deux couvertures de laine bien chauffées, l'envelopper avec soin, placer à ses pieds et le long de ses jambes, des fers chauds ou des bouteilles de grès pleines d'eau aussi chaude que le malade pourra l'endurer; promener une bassinoire sur toute la surface du corps à travers la couverture, et l'arrêter particulièrement sur la région du cœur, sur celle de l'estomac et sur les extrémités.

On frictionne vivement et long-temps les jambes avec une brosse sèche, ou avec un morceau d'étoffe de laine ou de flanelle imprégné d'un liniment irritant. Ces frictions doivent être faites, autant que possible, par deux personnes, dont chacune frotte en même temps tout un côté du corps, en ayant toujours grand soin de ne découvrir que le moins possible le malade.

Les frictions avec le liniment auquel les médecins français ont donné le nom de *liniment hongrois*, semblent avoir quelques avantages particuliers (1). Cepen-

---

(1) Le liniment hongrois se compose de

Eau-de-vie.	1 chopine.
Vinaigre fort.	demi-chopine.
Farine de moutarde.	demi-once.
Camphre.	2 gros.
Poivre.	2 gros.
Une gousse d'ail pilée.	

On met le tout dans un flacon bien bouché, et l'on fait infuser pendant trois jours au soleil ou dans un endroit chaud.

dant, nous pensons que l'on peut obtenir des effets égalemen t avantageux, en recevant sur des morceaux de laine des vapeurs de baies de genévrier ou de sucre brûlé, et faisant avec cette étoffe des frictions sèches aromatiques.

L'indication principale étant de rappeler à la surface du corps les forces vitales refoulées vers les organes intérieurs, tous les moyens propres à stimuler le système cutané, à rappeler la chaleur, à déterminer la transpiration, doivent être mis en usage, tels que des sinapismes, des cataplasmes bien chauds, arrosés d'essence de térébenthine, des sachets remplis de sable très chaud, placés le long du corps et sur-tout des extrémités.

En même temps que l'on emploie les stimulans externes, on donne, de quart d'heure en quart d'heure, une petite demi-tasse d'une infusion aromatique très chaude (une infusion de menthe poivrée, de mélisse, ou simplement de thé), et toutes les demi-heures, immédiatement avant la tasse d'infusion, douze à quinze gouttes de *liqueur ammoniacale anisée et camphrée* (1) dans une cuillerée à bouche d'eau gommée (avec un peu d'eau et de sirop de gomme).

---

(1) Les pharmaciens composent cette liqueur de la manière suivante :

Alcool.	12 onces.
Ammoniaque liquide à 18 degrés.	3 onces.
Huile essentielle d'anis. . . .	une demi-once.
Camphre.	1 gros et demi.

Elle devra être conservée dans un flacon bouché à l'émeri.

On a obtenu quelquefois d'heureux effets de l'ammoniaque ou *alcali volatil* fluor, donnée à la dose de quinze à vingt gouttes toutes les demi-heures ou toutes les heures, dans une tasse d'une forte décoction chaude de gruau d'avoine ou d'orge mondé, ou, à leur défaut, d'eau chaude. Ce dernier médicament ne sera néanmoins employé qu'avec la plus grande circonspection.

Quoique ces divers moyens doivent être mis en usage le plus tôt possible, il faudra cependant les administrer avec ordre et sans trop de précipitation (1).

---

(1) On ne saurait trop répéter cette recommandation; on ne saurait trop avertir les malades que, les médicamens employés contre le choléra étant la plupart très énergiques, il est important de ne jamais en prendre plus que les doses prescrites, et de mettre entre chaque dose l'intervalle indiqué. Il importe aussi que le médecin ne laisse jamais à la disposition des malades et des assistans que les médicamens destinés à être pris dans un court espace de temps; car trop souvent le trouble qu'éprouvent les parens ou les amis des malades leur fait commettre de funestes méprises. Avertis par quelques exemples, d'erreurs déjà commises, nous croyons qu'il ne sera pas inutile d'indiquer succinctement les moyens auxquels il faudrait recourir de suite si de semblables accidens arrivaient encore.

1° Dans le cas où une trop forte dose d'opium ou de laudanum, prise à l'intérieur, déterminerait de la somnolence, de la stupeur, un état convulsif ou apoplectique, il faut, si l'accident ne fait que d'arriver, administrer d'abord un vomitif, ou mieux encore chercher à provoquer le vomissement en introduisant les doigts dans le gosier ou en chatouillant la luette avec la barbe d'une plume. Si le poison a été rejeté, ou s'il est trop tard pour en empêcher l'absorption, on donnera, toutes les cinq minutes, et alternativement, quelques cuillerées d'eau acidulée avec du vinaigre ou du jus de citron, et quelques cuillerées d'un fort café à l'eau. (Le vinaigre ou les autres acides végétaux seraient nuisibles si la substance

S'ils rappellent la chaleur à la peau, s'ils déterminent de la transpiration et une réaction complète, il faut entretenir cette transpiration, sans cependant accabler le malade sous le poids des couvertures; il faut veiller sur-tout à ce que cette réaction ne soit pas suivie de congestion vers la tête, et modifier le traitement suivant les indications tracées par les symptômes. Presque toujours cette réaction, trop intense, nécessite de nouvelles applications de sangsues.

En général, les individus qui échappent au choléra ont une convalescence longue; il leur reste pendant long-temps un sentiment d'épuisement, une lenteur du pouls, une sorte d'engourdissement de toutes les parties organiques, qui exigent des soins continués avec persévérance. Le malade reviendra peu à peu à son régime accoutumé, mais toutefois en écartant de ce régime

---

narcotique était encore dans les voies digestives). On cherchera à dissiper l'engourdissement par des frictions sur les membres avec une brosse ou un morceau de laine. Le médecin prescrira le traitement ultérieur.

2° S'il arrivait que de l'ammoniaque fût prise à l'intérieur, sa saveur excessivement caustique et les symptômes de la plus vive irritation feraient à l'instant reconnaître la méprise, il faudrait se hâter de donner de l'eau acidulée (une cuillerée de vinaigre ou le jus d'un citron dans un verre d'eau).

La liqueur ammoniacale camphrée pourrait causer des accidens analogues, quoique moins graves, et l'on devrait recourir au même moyen, ainsi qu'aux topiques émolliens, aux bains, etc.

3° Le liniment hongrois (si par méprise on en donnait à l'intérieur) déterminerait également une vive irritation qui réclamerait l'emploi des mucilagineux en boissons et en lavemens, et l'application sur l'abdomen de cataplasmes de farine de graines de lin.

tout ce qui serait contraire aux vrais principes de l'hygiène. On ne saurait trop recommander une nourriture saine, composée particulièrement de substances animales, des boissons légèrement aromatiques, des repas peu copieux, des frictions faites chaque jour avec des flanelles imprégnées de liqueurs alcooliques, ou plutôt encore de vapeurs aromatiques. Il est indispensable de porter sur la peau, non-seulement un gilet de flanelle, mais aussi une large ceinture de même tissu. — Les détails dans lesquels nous entrerons au paragraphe suivant, compléteront ce que nous aurions à dire ici des précautions qu'il est nécessaire de prendre.

§ V. Moyens hygiéniques et préservatifs.

Nous avons dit que la nature, le principe intime du choléra nous est inconnu, mais que son point de départ paraît être le mauvais air produit par la décomposition de matières animales ou végétales, rendue plus active par la chaleur, l'humidité, le voisinage des eaux; que ce mauvais air exerce spécialement son influence sur les individus énervés par des excès, par des écarts de régime, par la misère. Aussi est-ce particulièrement dans les quartiers constamment malsains, dans ceux de la Cité et de l'Hôtel-de-Ville, et dans la partie basse de celui de la Sorbonne que le choléra s'est d'abord manifesté à Paris (1). De ces

(1) Le relevé des décès, quartier par quartier, prouve que chaque année, à très peu de variations près, le quartier de l'Hôtel-de-Ville, dans

considérations se déduisent naturellement les règles hygiéniques qu'il importe d'observer pour être préservé des influences épidémiques.

Air. — Habitations (1).

Éviter l'air froid et humide, ne point s'exposer au

---

lequel se trouve la rue dite avec juste raison *de la Mortellerie*, compte 1 décès sur 31 individus (plus que tous les autres quartiers de Paris); celui de la Cité, 1 sur 36; celui de la Sorbonne, 1 sur 33.

Mais il est à remarquer que, dans le quartier de la Cité, toutes les rues situées entre le Petit-Pont et le pont Notre-Dame, infectes et habitées par une population misérable, fournissent habituellement à l'Hôtel-Dieu un nombre de malades d'autant plus grand qu'elles sont plus voisines de cet hôpital, et que ces malades ont par conséquent plus de facilités pour y être transportés : en sorte que ce quartier compte réellement autant de décès que celui de l'Hôtel-de-Ville.

Nous ferons observer également, à l'égard du quartier de la Sorbonne, qu'il présente deux portions bien distinctes, sous le rapport de la salubrité : l'une supérieure, avoisinant le Luxembourg et renfermant dans sa circonscription deux places assez spacieuses, réunit presque toutes les conditions favorables à la santé des habitans. L'autre inférieure (depuis la rue du Foin-St.-Jacques jusques au quai) n'offre au contraire aucune de ces conditions : la mortalité y est plus grande que dans la portion supérieure, et s'élève comme dans le quartier de l'Hôtel-de-Ville, à un trente-unième.

Il est donc vrai de dire que c'est dans les trois quartiers de Paris qui donnent annuellement le plus de décès, que le choléra a fait les premiers ravages.

(1) Nous ne pouvons qu'indiquer ici les diverses précautions hygiéniques relatives à l'Air, aux Habitations, aux Alimens, etc.; nous en traitons avec les plus grands détails dans le *Manuel complet d'Hygiène*, ou *Traité des Moyens de conserver la Santé*.

grand air le matin en sortant du lit, et sur-tout rentrer de bonne heure le soir.

Habiter des lieux élevés, exempts de toute humidité, éloignés des rivières, des amas d'eaux, et surtout d'eaux stagnantes (1).

Se loger de préférence dans les étages supérieurs des maisons.

Entretenir la plus grande propreté ; renouveler souvent l'air des appartemens ; choisir, autant que possible, pour en ouvrir les portes et les fenêtres, le moment où le soleil y donne ; avoir soin de les fermer avant la nuit. Si le temps est froid, sombre, humide, il ne faudra pas moins les ouvrir pendant quelques instans dans le courant de la journée ; mais après les avoir refermées, on allumera un feu de menu bois pour dissiper l'humidité.

Éviter autant que possible de loger une famille nombreuse dans un espace trop resserré, et fuir par la même raison ces grandes réunions nocturnes où mille causes concourent à vicier l'air.

Entretenir dans les appartemens une température douce, et ne pas oublier que si le froid est dangereux, une chaleur trop forte a plus d'inconvénient

---

(1) Les blanchisseurs, les pêcheurs, et généralement tous ceux que leur profession oblige d'habiter près des rivières, et qui vivent pour ainsi dire dans l'eau, sont très exposés au choléra ; aussi, doivent-ils contrebalancer ces fâcheuses influences par un régime un peu plus tonique, et des frictions aromatiques plus souvent répétées.

encore, attendu qu'elle rend plus impressionnable et expose à de funestes refroidissemens.

Se débarrasser de tous les animaux inutiles.

Ne laisser jamais amasser dans les maisons ni immondices, ni eaux ménagères. On veillera avec le plus grand soin à la propreté des plombs où l'on verse ces eaux. Il serait à désirer que de chaque maison elles fussent portées directement dans le ruisseau de la rue; mais du moins faut-il que les cuvettes des plombs restent habituellement couvertes d'une planche, et que les ouvertures des tuyaux qui communiquent avec les pierres à laver des cuisines soient bouchées avec un tampon; que cette planche et ce tampon ne soient déplacés qu'au moment où l'on a des eaux à jeter; qu'on lave chaque fois les éviers et les cuvettes avec une eau abondante, et qu'on les désinfecte une fois par jour avec une petite quantité d'eau chlorurée (*Voy.* page. 48). Même précaution pour les ruisseaux et les gargouilles qui conduisent les eaux jusque dans la rue.

Les latrines exigent sur-tout une surveillance journalière; et généralement dans les villes, il est peu de maison où elles ne laissent beaucoup à désirer. Nous ne parlerons point ici de leur construction, ni de la nécessité de pratiquer dans toutes des tuyaux d'évent. Ces travaux, qu'il eût été nécessaire d'exécuter avant l'épidémie, seraient aujourd'hui plus dangereux que les inconvéniens auxquels on voudrait remédier. Mais il est des maisons où les latrines, quoique pourvues d'un tuyau d'évent, donnent des exhalaisons infectes, par suite d'un défaut de proportion entre le diamètre de ce tuyau et celui des siéges plus ou moins nombreux : il doit être enjoint, dans ce cas, aux propriétaires de ces maisons, d'établir un appel dans le tuyau, du moyen d'une petite lampe ou d'une simple veilleuse. Enfin, s'il n'y a pas de tuyau d'appel, il faut au moins tenir les ouvertures constamment bouchées et y verser au moins une fois par jour de l'eau chlorurée (*Voy.* page 48).

On peut affirmer que de l'état des plombs et des latrines, et du soin d'enlever tout fumier, tout immondice, dépend en grande partie la santé des habitans. Nous pouvons citer, à l'appui de cette assertion, un fait arrivé en Angleterre avant l'invasion du choléra; et à plus forte raison semblable accident serait-il à craindre pendant une constitution épidémique : « Le fils de M. Day, instituteur à Clapham, âgé de trente-trois ans, jouissant d'une santé parfaite, fut pris tout-à-coup de vomissemens violens, d'évacuations alvines, de spasmes; il mourut en trois heures. Huit jours après, sur vingt-deux enfans qui étaient dans cette école, vingt présentèrent les symptômes du choléra. Les parens effrayés les retirèrent de l'école, et ils se rétablirent dans l'espace d'une semaine. On soupçonna d'abord qu'il y avait eu empoisonnement; mais on ne put découvrir la plus petite trace de substance vénéneuse. La cause de la maladie restait tout-à-fait ignorée, lorsqu'on apprit qu'une fosse d'aisance dont la situation n'était pas bien connue, avait été ouverte accidentellement en faisant une fouille un ou deux jours avant que le fils de l'instituteur fût pris du choléra, et que des immondices avaient été transportés dans un jardin attenant à la cour de récréation.»

Vêtemens et soins de propreté.

Il est nécessaire d'entretenir une douce transpiration, en portant sur la peau une camisole de flanelle ou de tricot de laine, et sur-tout des chaussons de même tissu; mais il faut avoir soin d'en changer toutes les fois qu'ils sont mouillés par la sueur. Mille faits prouvent également l'utilité d'une ceinture de flanelle, que l'on peut faire simplement avec une large bande de cette étoffe tournée autour du corps, de manière à entourer complétement, non-seulement le ventre, mais aussi les flancs et les reins. Du reste, les vêtemens devront être tels, que l'on ne puisse éprouver le moindre refroidissement; et si une température atmosphérique plus élevée oblige tôt ou tard à se dégarnir, on ne devra jamais le faire qu'avec la plus grande prudence.

On se lavera les pieds deux fois par semaine, avec de l'eau bien chaude, à laquelle on ajoutera du sel ou un peu de farine de moutarde.

Un bain par semaine est avantageux : mais mieux vaudrait s'en abstenir que d'omettre en le prenant une seule des précautions nécessaires. Ce bain doit être d'une chaleur douce (25 à 30° R.); il faut n'y rester que quinze à vingt minutes, et seulement pour bien se nettoyer le corps; il faut ensuite s'essuyer ou se faire essuyer vivement avec des linges très chauds; et, s'il est possible, se remettre au lit pendant quelques instans, pour que la peau ne conserve pas la moindre humidité; du moins faut-il ne jamais s'exposer au grand air immédiatement après le bain.

On ne saurait trop répéter quels heureux effets les frictions sèches peuvent produire. Il faut se frotter ou se faire frotter matin et soir, pendant quelques minutes, le tronc, les bras, les jambes, les cuisses, avec une brosse douce ou une étoffe de laine, en évitant néanmoins de se découvrir et de s'exposer à un refroidissement.

Alimens et boissons.

Les individus qui font abus de liqueurs alcooliques sont, ainsi que nous l'avons dit précédemment, beaucoup plus exposés au choléra, et plus rapidement enlevés par cette maladie, que les hommes qui vivent avec sobriété; et l'on a vu des individus en être frappés pour avoir manqué une seule fois à leur tempérance ordinaire.

Les viandes *faites*, telles que celles de bœuf et de mouton, rôties ou cuites dans leur jus, les poissons frais et d'une digestion facile, les œufs, le pain bien levé et bien cuit doivent former la nourriture principale.

Les viandes *fortes* (telles que le porc), les viandes blanches, le laitage, et sur-tout les viandes et les poissons salés, la charcuterie, les pâtes farineuses, les pâtisseries lourdes et grasses seraient pernicieuses, pour peu qu'on en abusât.

Parmi les légumes et les plantes potagères, il faut, autant que possible, s'en tenir aux moins aqueux et aux plus légers, et éviter avec soin toute *crudité*. Il faut s'abstenir, par exemple, de betteraves, de laitues, et en général, de toute espèce de salade, de toutes les substances végétales qui contiennent beaucoup d'eau de végétation (comme les concombres), et, à plus forte raison, de toutes celles qui sont difficiles à digérer, comme le radis.

L'usage modéré des pommes de terre bien cuites est sans inconvénient, si l'on a soin de choisir les espèces farineuses; mais les haricots, les lentilles, les pois secs, ne conviennent *tout au plus* que dépouillés de leur pellicule et réduits en purée.

Dans la saison des fruits, il ne faudra en manger qu'avec beaucoup de réserve, et seulement dans leur pleine maturité.

Enfin, il est des alimens sains, mais dont tel ou tel estomac ne s'accommode pas. Chacun doit connaître, à cet égard, son idiosyncrasie, et éviter soigneusement tout ce dont il a éprouvé de mauvais effets.

Même circonspection dans le choix des boissons que dans celui des alimens. Pendant les repas, il n'en est pas de meilleure que l'eau rougie, c'est-à-dire, mêlée d'un quart de bon vin. Quelques personnes, sujettes à des digestions pénibles, ont substitué avantageusement l'eau de Seltz à l'eau ordinaire.

Si l'on a l'habitude ou le besoin de boire entre les repas, on fera usage d'une très légère infusion de menthe poivrée ou de camomille (une pincée de menthe ou six têtes de camomille par pinte d'eau).

A défaut d'autre boisson, sur-tout dans la saison chaude, et lorsqu'on se livre à des travaux pénibles qui provoquent une transpiration abondante, et par conséquent la soif, on boira de l'eau bien pure à laquelle on ajoutera deux cuillerées d'eau-de-vie par pinte.

Enfin, à défaut d'eau-de-vie, l'eau devra être aiguisée avec un peu de vinaigre (seulement une cuillerée par pinte). Mais cette boisson rafraîchissante ne vaut pas à beaucoup près la précédente : elle n'a pas sa propriété légèrement tonique ; elle cause un peu de relâchement, elle augmente encore les sueurs, et il ne faut en boire que peu à la fois, plutôt pour *tromper* la soif que pour la satisfaire.

Nous avons dit combien sont dangereuses les boissons alcooliques, sur-tout prises à jeun. Peut-être cependant ceux qui ont cette habitude ne pourraient-ils pas, sans inconvénient, renoncer à prendre le matin quelque stimulant. Dans ce cas, il faut du moins qu'avant d'avaler le petit verre d'eau-de-vie, ils aient soin de prendre quelques bouchées de pain ou quelque autre aliment solide ; qu'ils se contentent de la moitié de leur dose ordinaire, et qu'ils choisissent une eau-de-vie *amère*, c'est-à-dire, dans laquelle on aura fait infuser des plantes amères et aromatiques. — Même observation à l'égard du vin blanc bu le matin.

La bière et sur-tout le cidre sont la plupart du temps mal préparés, ou du moins mal conservés : ou ils n'ont pas assez fermenté, ou ils sont aigris; ils disposent aux coliques et à la diarrhée, et, par conséquent, il faut s'en abstenir.

Même par une constitution atmosphérique ordinaire, les boissons trop froides peuvent être funestes : il n'est personne qui n'ait eu connaissance des accidens causés depuis quelques années par des *glaces*; accidens qui avaient fait croire à des empoisonnemens, et qui n'étaient que des symptômes cholériques.

Du sommeil. — Du lever. — Des chambres à coucher.

Les absorptions cutanées et pulmonaires ont, pendant le sommeil, un surcroît d'activité; aussi est-ce pendant le sommeil qu'une atmosphère insalubre présenterait le plus de danger. Les alcoves, les rideaux empêchent le renouvellement de l'air, et retiennent concentrés les gaz que dégagent la peau et les appareils respiratoire et intestinal : il faut donc avoir soin de tirer les lits hors des alcoves, et d'ouvrir grandement les rideaux.

C'est sur-tout au moment du réveil, que la peau, imprégnée d'une douce moiteur, est sensible aux impressions du froid. On commencera par se faire soi-même, sans se découvrir, les frictions déjà recommandées (pag. 34); on se gardera bien de poser les pieds nus sur le carreau en descendant du lit (une pareille imprudence pourrait suffire pour déterminer de graves accidens); on se hâtera de mettre des bas de laine, ou au moins des chaussons de flanelle, et de se vêtir complétement. On évitera, autant que possible, de sortir de trop bonne heure ; et l'on prendra dès le matin, à jeun, une tasse d'une légère infusion aromatique, telle que celle de camomille ou de menthe poivrée, ou bien quelques gouttes d'huile essentielle de camomille sur un morceau de sucre.

Dès qu'on sera levé et *complétement habillé*, on ouvrira une croisée pour changer l'air ; et si la saison ou le temps ne permettent pas de la laisser ouverte, on la refermera bientôt après pour la rouvrir dans un moment de la journée plus opportun, de manière, toutefois, que la pièce soit suffisamment aérée.

Il faut éviter soigneusement de laisser du linge sale en dépôt dans les chambres à coucher, de l'entasser dans des coffres ou de l'enfermer dans des armoires ; il faut le mettre, autant que possible, dans un lieu isolé, et l'étendre sur des cordes, au-dessous desquelles on placera une assiette contenant de l'eau chlorurée. (*Voy.* pag. 49). Une semblable assiette restera placée sur un des meubles de la chambre à coucher.

De l'exercice des Facultés intellectuelles, et des Passions.

De même que les exercices du corps immodérés et les travaux trop pénibles, les contentions de l'esprit trop soutenues, les veilles prolongées, ne peuvent manquer, dans les circonstances actuelles, de porter le trouble dans l'économie et de prédisposer au choléra ; peut-être même cette surexcitation des facultés intellectuelles serait-elle encore plus promptement funeste que la fatigue résultant d'un travail physique. C'est sur-tout dans ce cas qu'il est utile de faire usage, chaque matin, d'une infusion légèrement tonique (telle que celle de menthe ou de camomille), avec addition de quelques gouttes de liqueur d'Hoffmann. (*Voy*.p. 22).

A plus forte raison, cette précaution doit-elle être conseillée à ceux qui seraient en proie à quelque affection morale débilitante, comme le sont toutes les passions tristes. Il faut sur-tout bien se pénétrer de cette vérité, que, lorsqu'une maladie épidémique affecte les voies digestives, la *peur*, qui, dans tous les temps, a sur ces organes une action si puissante, prédispose singulièrement à la maladie. Gardons-nous donc de ce découragement, de cette pusillanimité, de ces craintes chimériques, qui, en exagérant le danger, ne font que lui donner plus de gravité. N'oublions pas qu'un grand nombre d'individus éprouveront l'influence épidémique sans cependant avoir le choléra; que de légères indispositions, quelques diarrhées, quelques crampes, quelques mouvemens nerveux peuvent survenir, sans qu'il y ait lieu de s'en effrayer; que ces premiers symptômes cèdent facilement par l'usage de pédiluves chauds, de quelque boisson légèrement tonique propre à déterminer la transpiration, et de lavemens adoucissans et sédatifs; mais qu'une condition indispensable, c'est le repos de l'esprit et du corps.

Ceux qui ont à soigner leurs parens, leurs amis atteints de choléra, doivent être bien convaincus, d'après tous les faits observés à Paris, que, jusqu'à présent, la maladie n'a présenté aucune espèce de contagion, qu'on peut sans danger donner des soins à un cholérique comme à tout autre malade. Bien loin cependant de prétendre qu'on ne doive prendre aucune précaution, nous conseillons à ceux qui soignent des malades, de se laver fréquemment le visage et les mains avec de l'eau à laquelle ils ajouteront quelques gouttes de chlorure désinfectant (*voy.* pag. 50); d'en mettre également quelques gouttes dans un verre d'eau pour se rincer la bouche plusieurs fois par jour, et d'employer tous les moyens propres à dissiper le mauvais air. Outre leur utilité réelle, ces précautions ont le grand avantage de contribuer à la sécurité si nécessaire dans cette circonstance, sécurité éminemment préservatrice, plus efficace que les vêtemens imperméables des médecins et infirmiers des lazarets de Prusse et de Mittau; que les blouses, les guêtres et les gants de toile cirée dont M. le docteur Bories voudrait affubler les médecins français.

Répétons avec M. Brière de Boismont, que le plus sûr moyen d'échapper au choléra, c'est d'observer un bon régime et sur-tout d'avoir une grande tranquillité d'esprit.

Hygiène publique.

L'hygiène publique n'est que l'hygiène privée faite sur une plus grande échelle, l'hygiène portée des individus aux masses, et des besoins domestiques aux exigences de la société tout entière (1). Les soins de

(1) Double. Rapport.

propreté, d'assainissement que doit prendre chaque individu dans son propre intérêt et dans sa sphère d'action, le gouvernement les doit prendre dans l'intérêt de tous et sur tous les points.

A cet égard le gouvernement a-t-il fait pour l'assainissement de Paris, avant l'invasion du fléau, tout ce qu'on était en droit d'attendre de lui ? En vain depuis cinq mois, des réparations de pavages, des bornes-fontaines, des urinoires, des latrines publiques ont été réclamés par les Commissions de salubrité; en vain ces Commissions ont signalé le mauvais état sanitaire de certaines casernes, de divers établissemens publics : à peine quelques-unes des améliorations nécessaires ont-elles été bien tardivement exécutées. Ces bornes-fontaines (qu'il eût été avantageux de remplacer dans certaines localités par des puits artésiens), ces urinoires qui pouvaient être établis partout dans l'espace de quelques jours, n'existent nulle part, si ce n'est peut-être dans les quartiers les mieux bâtis, les mieux percés, les plus propres, dans ceux enfin où leur construction était moins urgente.

Au lieu de ces améliorations indispensables et d'utilité journalière, l'on s'est occupé d'un vaste système d'égouts; de toutes parts on a fait des fouilles et remué des masses énormes de terre, qui peut-être ont contribué à verser dans l'atmosphère des miasmes dangereux.

Mais si nous avons à faire à l'administration des reproches mérités, sachons lui gré du moins d'avoir donné au service médical, dès les premiers instans de l'apparition de la maladie, la direction la plus convenable, d'avoir écarté toute idée de séquestration de malades, d'avoir multiplié les bureaux de secours, où les habitans trouvent à toute heure de jour et de nuit des médecins, des pharmaciens, des médicamens, des moyens de transport pour les malades qui veulent aller dans un hôpital, des soins assidus dans leur domicile pour tous ceux qui veulent y rester.

Peut-être doit-on s'étonner que la Police, qui a pris des mesures pour que les rues malpropres et malsaines de la capitale soient nétoyées tous les jours, n'ait point ordonné de faire dans ces rues des arrosemens avec l'eau chlorurée. D'après les calculs de M. Bories, qui a fait la même demande pour la ville de Montpellier, un *muid* d'eau serait suffisant pour arroser une étendue de 1000 mètres carrés; et pour chlorurer cette quantité de liquide, dans la proportion de 2 parties de chlorure de chaux pour 100 parties d'eau, il faudrait 10 kilogrammes de chlorure, qu'il évalue à 1 franc par kilogramme, ce qui ferait une dépense de 10 francs par muid. Mais il est certain que le chlorure de chaux préparé en grand ne coûterait guère que la moitié du prix énoncé par M.Bories, que par conséquent il n'en coûterait que 5 à 6 francs pour chlorurer 500 litres d'eau. Dans chaque quartier, après les balayages du matin un tonneau disposé comme ceux qui servent à l'arrosement des promenades publiques pendant l'été, mais de manière à n'épancher à la fois qu'une petite quantité d'eau chlorurée, passerait dans les rues qui auraient besoin d'être assainies; et le liquide désinfectant, s'écoulant ensuite par les ruisseaux des rues inférieures porterait partout son influence salutaire.

Espérons que la Police ne persistera pas à regarder cette mesure comme impraticable, et qu'elle la mettra à exécution au moins dans les quartiers populeux ; mais, puisqu'elle n'a pas pourvu jusqu'à ce jour à ces arrosemens qui nous semblent indispensables, nous pensons que c'est un devoir pour les propriétaires d'en faire faire chacun sur la partie de la voie publique qui avoisine sa propriété.

Outre ces mesures d'assainissement, ces secours médicaux, il en est d'autres qui sont également indispensables : tout le zèle des Commissions sanitaires serait sans fruit, si la classe indigente restait dépourvue d'alimens et de vêtemens ; si l'on ne créait de suite des travaux où une multitude d'ouvriers sans ouvrage pussent gagner un salaire suffisant. A cet égard encore, on se demande ce que sont devenus ces chemins de fer qui eussent occupé pendant des années entières des milliers d'ouvriers, et distribué dans les campagnes une partie de la population accumulée dans les grandes villes. Il n'est pas moins nécessaire de pourvoir aux besoins des indigens que de leur administrer des médicamens ; et l'on ne saurait trop recommander les distributions de bouillon, de viande, de pain, de chaussettes et de ceintures de laine. Ce n'est qu'en leur donnant à la fois des conseils, des consolations et des secours, que l'on pourra conjurer un fléau assoupi aujourd'hui (15 avril), mais qui peut se réveiller demain plus terrible que jamais.

§ VIII. De l'emploi des Chlorures.

Personne assurément n'a la prétention de trouver dans le *chlore* un préservatif *spécifique* contre le choléra; mais personne non plus ne peut refuser à ce gaz la propriété de décomposer les miasmes putrides, soit en les attaquant dans le lieu même d'où ils se dégagent, soit lorsqu'ils sont déjà répandus dans l'atmosphère. Si l'on considère dans quelles rues et dans quelles maisons le choléra a frappé le plus de victimes, on reconnaîtra que c'est toujours dans celles où l'accumulation des habitans, la négligence des soins de propreté, le défaut d'air, ont favorisé le développement de ces miasmes; et que ces maisons sont devenues, pour les maisons voisines, des foyers d'infection. Arrêter dans leur expansion ces émanations putrides, ou mieux encore les neutraliser au moment de leur formation, tel est le résultat que l'on obtient au moyen du chlore. Si, d'une autre part, on réfléchit qu'il n'est pas une seule habitation, quelque propreté qui puisse y régner, où il n'y ait en quelque endroit, soit des immondices déposés momentanément, soit des eaux ménagères qui ne s'écoulent que lentement, soit des ruisseaux qui répandent plus ou moins d'exhalaisons de matières organiques; on reconnaîtra que le chlore est d'une utilité générale et de tout instant, dans l'hôtel du riche comme dans la demeure du pauvre.

Le *chlore* est une substance simple et gazeuse (aériforme) que les chimistes nommaient autrefois *acide muriatique oxygéné*, et dont la propriété désinfectante avait été indiquée dès l'année 1785 par M. Hallé. En 1790 Fourcroy l'avait recommandée, en même temps que Guyton-Morveau, pour l'assainissement des hôpitaux : et ce dernier chimiste, qui en avait fait une étude particulière, avait imaginé de petits appareils portatifs et permanens, pour rendre populaire ce mode de désinfection.

Les fumigations guytonniennes, c'est-à-dire faites selon le procédé de Guyton-Morveau en versant peu à peu 5 parties d'acide hydrochlorique concentré sur 2 parties de peroxyde de manganèse en poudre, ou bien 5 parties d'acide sulfurique du commerce, étendues de 3 parties d'eau, sur un mélange de 3 parties de sel commun et d'une partie et demie de peroxyde, avaient l'inconvénient d'altérer les métaux exposés à leur contact, de fatiguer, dans les lieux habités, la poitrine des malades, et d'incommoder, pour peu que le dégagement du chlore fût abondant, les personnes même bien portantes. Aussi ne sont-elles plus guère employées que pour désinfecter les lieux non habités, ou pour purifier des vêtemens, des effets ou des marchandises suspectes.

Nous devons signaler cependant l'usage ingénieux que M. le docteur Tanchou avait proposé d'en faire pour assainir l'atmosphère de Paris, et en général de toutes les villes pourvues de réverbères. D'après cette considération que le mélange de l'acide hydrochlorique et de l'oxyde de manganèse dégage lentement le chlore lorsqu'il est fait à la température atmosphérique, et que ce dégagement peut être activé par la chaleur, M. Tanchou avait imaginé d'adapter au chapiteau de chaque réverbère un petit appareil analogue à celui qu'avait inventé Guyton-Morveau. Chaque matin, les individus chargés du soin des réverbères eussent versé dans l'appareil le mélange convenable; le dégagement du chlore se fût opéré lentement pendant la journée, et les becs de lumière placés au-dessous de l'appareil eussent activé ce dégagement pendant toute la nuit. Ce projet ingénieux présentait trop de difficultés dans son exécution journalière et n'atteignait pas assez complétement le but que l'on doit se proposer, pour que l'autorité dût y donner suite. Mais fallait-il renoncer à chercher un mode d'assainissement général, et les chlorures alcalins, dont l'odeur est beaucoup moins vive et moins pénible, dont l'usage est plus facile, et par cela même l'action plus certaine, ne pouvaient-ils pas être employés à cet usage? les détails dans lesquels nous sommes entrés, pag. 42, répondent suffisamment à cette question.

Les chlorures alcalins, d'un usage si général aujourd'hui comme désinfectans, sont le *chlorure de chaux* ou chlorure d'oxyde de calcium, et le *chlorure de soude* ou chlorure d'oxyde de sodium. Ce dernier mérite à quelques égards la préférence: il est moins altérable dans ses élémens, et ne coagule pas, comme le chlorure de chaux, les matières animales; peut-être aussi son action est-elle plus douce? Néanmoins le chlorure de chaux étant plus riche en chlore et plus économique, est aussi plus usité. L'un et l'autre ont, du reste, sur les miasmes la même action chimique : le chlorure est décomposé peu à peu par l'acide carbonique contenu dans l'air, et cet acide s'unissant à l'alcali, dégage le chlore qui détruit les miasmes.

Le chlorure de chaux est à l'état sec ou liquide.

On obtient le chlorure sec en faisant arriver du chlore gazeux dans un récipient contenant de la chaux éteinte à l'eau et pulvérisée, jusqu'au moment où elle commence à s'humecter; autrefois on y ajoutait une petite quantité de sel. On le trouve dans le commerce sous la forme d'une poudre grumeleuse, d'un blanc légèrement bis, ou plutôt jaunâtre, d'une forte odeur de chlore, et d'une saveur désagréable ; il attire légèrement l'humidité de l'air; il est soluble en toute proportion dans l'eau, mais en laissant précipiter un dépôt insoluble qui est de la chaux; bien préparé, il doit marquer 90 à 100° au chloromètre de M. Gay-Lussac.

Pour avoir le chlorure liquide, on se sert simplement de chlorure sec, que l'on dissout dans l'eau, dans des proportions variées, suivant que l'on a besoin d'une solution plus ou moins concentrée. (La proportion la plus ordinaire est de douze à quinze litres de liquide pour une livre de chlorure, ou environ un litre par once).

Pour préparer cette solution, on ne verse d'abord qu'une petite quantité d'eau sur le chlorure : on le délaye en une sorte de pâte; puis on ajoute peu à peu le reste du liquide, en agitant le mélange avec un morceau de bois. Le vase doit être tenu bouché, et déposé, autant que possible, dans un endroit frais.

S'il s'agit d'entretenir la pureté de l'air dans un appartement, on place dans chaque pièce un large vase, une assiette par exemple, contenant environ un verre de la solution, et l'on renouvelle ces assiettes tous les deux ou trois jours, en ayant soin de les mettre, autant que possible, près des portes et des fenêtres, pour que l'air soit purifié en entrant. S'il s'agit d'opérer une prompte désinfection, on peut, en outre, tendre des cordes, et étaler sur ces cordes de vieux linges trempés dans du chlorure liquide.

Pour assainir des ateliers, des salles d'assemblée ou de malades, on multiplie les assiettes suivant l'étendue du local, en ayant soin de les placer particulièrement dans les angles; et l'on fait, matin et soir, un arrosement avec l'eau chlorurée très étendue, principalement après le balayage.

« Pour désinfecter les plombs, les latrines, les baquets à immondices, on emploie une solution un peu plus concentrée, que l'on répand sur et dans les latrines, les baquets et les plombs. Si l'odeur n'a pas été détruite entièrement, on réitère l'opération au bout de huit à dix minutes. Si l'infection provient en partie d'urine ou de matière fécale répandue sur le sol, on arrose également celui-ci avec la même solution. (Instruct. du Préfet de police, 11 décembre 1823) ».

Il est bien important de purifier avec soin les draps de lits, les matelas, et généralement tous les objets de literie qui ont servi à des malades; ainsi que les vêtemens, et sur-tout ceux de laine ou de drap, qui sont susceptibles d'absorber et de retenir long-temps les miasmes. Souvent on emploie, pour les désinfecter, les fumigations guytoniennes, à cause de leur plus grande activité. Cependant la solution de chlorure de chaux un peu concentrée a toute l'efficacité nécessaire. Il suffit d'étendre les draps ou les vêtemens sur des cordes, au-dessous desquelles on place une ou plusieurs assiettes d'eau chlorurée, et de placer les objets plus volumineux, tels que matelas, oreillers, etc., de manière que toute leur surface soit, autant que possible, exposée aux vapeurs du chlore.

Dans les circonstances actuelles, il n'est peut-être pas inutile que les vêtemens que l'on porte soient imprégnés de vapeurs chloriques, qui s'opposent à l'absorption des effluves auxquels on peut se trouver exposé. Il suffira de suspendre les habits dans un cabinet, ou de les enfermer dans une armoire, où l'on déposera deux assiettes contenant chacune environ deux onces de chlorure sec, que l'on renouvellera tous les quinze jours.

Il est encore quelques autres précautions que l'on peut conseiller aux personnes que tourmente la crainte des miasmes cholériques. Au lieu de ces essences, de ces vinaigres, de ces odeurs fortes, qui masquent les émanations infectes sans les détruire et sans en empêcher l'action plus ou moins dangereuse; au lieu de ces sachets de camphre, qui ont souvent causé de violens maux de tête et des vertiges, elles peuvent se munir d'un flacon contenant parties égales de chlo-

4

rure de chaux liquide et de bon vinaigre, avec addition de six à sept grains de camphre seulement.

On peut également faire usage de pastilles composées avec,

Chlorure de chaux.	2 gros.
Sucre.	8 onces.
Amidon.	1 once.
Gomme-adragant.	1 gros.
Carmin.	3 grains.

On fait ces pastilles de 3 grains, et l'on peut en prendre deux ou trois par heure. Outre leur action sur l'air, au moment de son introduction dans les voies respiratoires, elles ont encore, comme toutes celles où entre un chlorure de chaux ou de soude, l'avantage d'enlever à l'haleine toute mauvaise odeur.

On peut aussi se laver chaque jour le visage et les mains avec de l'eau dans laquelle on ajoute quelques gouttes de chlorure de chaux, ou mieux de chlorure de soude (huit à dix gouttes par verrée); on peut même sans inconvénient, s'en rincer la bouche : mais les chlorures étant de violens poisons, si on en prenait à l'intérieur, on ne saurait mettre trop de circonspection dans leur emploi.

Nous devons à cette occasion, prémunir contre un accident dont on compte déjà plusieurs exemples. Soit ignorance, soit méprise, il est arrivé que des individus ont bu du chlorure de chaux liquide, et ont présenté tous les symptômes de l'empoisonnement. Il semble que la première indication qui se présente, c'est de neutraliser l'alcali par un acide. Mais pour peu que l'on y réfléchisse, on reconnaît facilement qu'au contraire toute substance acide serait alors pernicieuse : une quantité énorme de chlore se dégagerait, et indépendamment de son action irritante sur la membrane muqueuse de l'estomac, ce gaz passant dans les voies respiratoires déterminerait l'asphyxie. La conduite la plus rationnelle, c'est de chercher à faire rejeter le poison en provoquant le vomissement, s'il n'y a que peu d'instans que l'accident a eu lieu; dans le cas contraire, c'est de donner aussitôt de l'eau albumineuse (des blancs d'œufs étendus d'eau) en grande quantité : il résultera de la combinaison de l'albumine avec le chlore dans l'estomac, une matière blanche et grumeleuse, que l'on fera rejeter ensuite en déterminant le vomissement au moyen de l'eau tiède; et il ne restera plus qu'à traiter la gastrite, qui doit inévitablement résulter d'un aussi grave accident.

IMPRIMERIE D'HIPPOLYTE TILLIARD,
RUE DE LA HARPE, N° 88.

MANUEL COMPLET D'HYGIÈNE,

OU

TRAITÉ DES MOYENS DE CONSERVER LA SANTÉ,

PAR JH. **BRIAND**,

D.-M. DE LA FACULTÉ DE PARIS, MEMBRE CORRESPONDANT DE LA SOCIÉTÉ MÉDICALE D'ÉMULATION, ETC.

NOUVELLE ÉDITION, précédée d'une notice sur le CHOLÉRA, SUR SON MODE DE PROPAGATION, SES CAUSES, SES SYMPTÔMES, SON TRAITEMENT; SUR LES MOYENS HYGIÉNIQUES QU'IL CONVIENT DE PRENDRE POUR S'EN PRÉSERVER; ET SUR L'EMPLOI DES CHLORURES DÉSINFECTANS.

Un vol. in-8° de 700 pages. — Prix : 7 fr.

PREMIÈRE PARTIE. — Considérations générales sur les Climats, les Ages, les Sexes, les Tempéramens, les Habitudes, les Professions, etc.

DEUXIÈME PARTIE. — *Matière de l'hygiène.*

Ire CLASSE. *Choses environnantes.* — CHAP. Ier. Air : chaud, froid, sec, humide, ses effets sur l'économie. — Chaleur et lumière : chauffage, éclairage. Influence des saisons, de la canicule, de la lune, du jour et de la nuit.

CHAP. II. Habitations : leur situation et leur distribution.

IIe CLASSE. *Choses appliquées au corps.* — CHAP. Ier. Vêtemens : leurs étoffes, leurs formes. — CHAP. II. Bains, lotions, frictions, etc.

CHAP. III. Cosmétique. — Coupe des cheveux, de la barbe, des ongles. Pommades, essences, fard; poudres et élixirs pour les dents.

IIIe CLASSE. *Choses introduites dans les voies digestives.*

CHAP. Ier. — Alimens. — Art. Ier. Alimens tirés du règne animal.

§ Ier. Des viandes et de leurs préparations.

§ II. Alimens albumineux. Œufs, huîtres, moules.

§ III. Lait, crême, beurre, fromages.

Art. 2. Alimens végétaux, farineux. — Fruits. — Plantes légumineuses et potagères. — Pain, crême de pain, potages, bouillie, pâtisseries, etc.

Champignons comestibles : leurs caractères distinctifs.

CHAP. II. Assaisonnemens. — CHAP. III. Boissons.

CHAP. IV. Régime alimentaire selon l'âge, le tempérament, la saison, etc. Nombre et heures des repas; nombre et ordre des mets.

IVe CLASSE. *Choses rejetées hors de l'économie.* — Transpiration et sueur. — Mucus nasal (tabac). — Crachats (tabac fumé). — Selles, etc.

Coït. — Masturbation. — Eruptions cutanées. — Hémorrhagies nasales. — Hémorrhoïdes. — Ulcères anciens, vésicatoires, cautères, etc.

Ve CLASSE. *Du Repos et du Sommeil.* — *Des divers Exercices.* — Station. — Attitude assise (siéges). — Attitudes vicieuses.

VIe CLASSE. *Sensations.* — *Facultés intellectuelles.* — *Passions.*

TROISIÈME PARTIE. CHAP. Ier. *Règles relatives aux âges.*

§ Ier. Hygiène de l'enfance. Maillots, vêtemens, bains, lotions. — Allaitement, bouillie. — Sevrage. — Gourmes, glaires, dentition, convulsions, carreau, scrofules, vers, coqueluche, croup, rougeole et petite vérole (vaccine).

§ II. Hygiène de l'adolescence. — § III. Hygiène de l'âge adulte.

§ IV. Habitations, vêtemens, régime qui conviennent aux vieillards.

CHAP. II. Hygiène de la femme. — Première menstruation, pâles couleurs, suppression des règles, flueurs blanches, pertes, accidens nerveux.

Grossesse. habitations, vêtemens, régime et exercices propres à l'état de grossesse. Envies, etc. — Couches. — Relevailles. — Métastases laiteuses (lait répandu).

Allaitement maternel. Préparation des seins. — Bouts de seins artificiels. — Engorgemens et abcès des mamelles (poil). — Sevrage.

CHAP. III. Habitations, vêtemens, régime convenable à chaque tempérament.

CHAP. IV. et V. *Règles relatives aux Habitudes et aux Professions.* — Dangers ou inconvéniens de certaines professions. — Précautions que doivent prendre ceux qui les exercent.

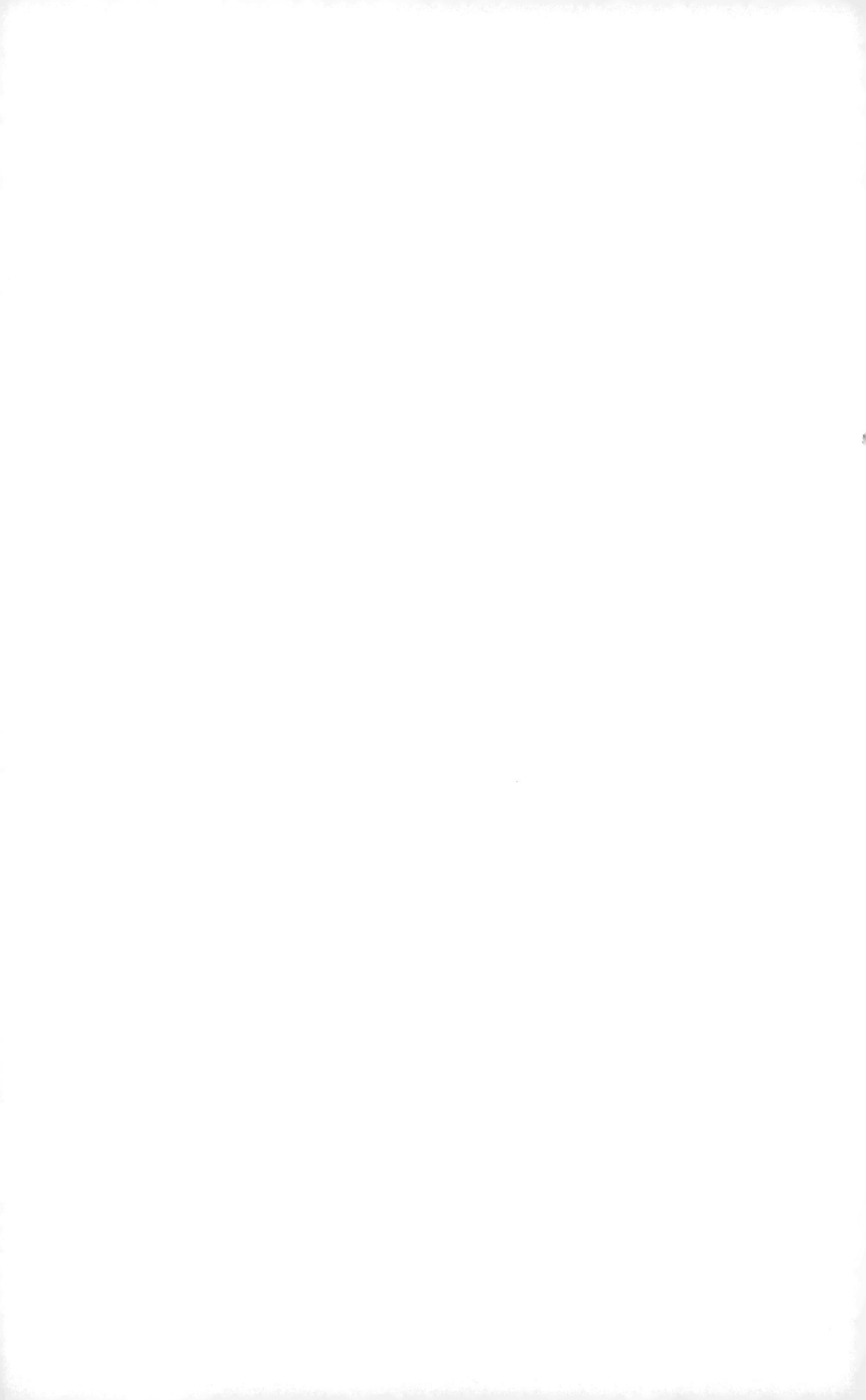

www.ingramcontent.com/pod-product-compliance
Ingram Content Group UK Ltd.
Pitfield, Milton Keynes, MK11 3LW, UK
UKHW021143230726
13926UKWH00002B/900